I0071264

PARALYSIES DES NERFS VASO-MOTEURS

DE LA TÊTE

OBSERVATIONS

POUR SERVIR A L'HISTOIRE

DES

PARALYSIES DES NERFS VASO - MOTEURS

DE LA TÊTE

PAR

LE DOCTEUR PERROUD,

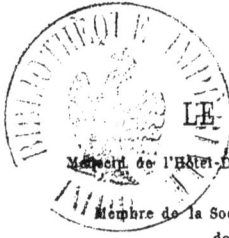

Médecin de l'Hôtel-Dieu, lauréat de la Société impériale de médecine
de Bordeaux,
Membre de la Société impériale de médecine et de la Société
des Sciences médicales de Lyon,
Correspondant des Sociétés de médecine de Bordeaux, d'Amiens,
de Chambéry, de Saint-Etienne et de la Loire.

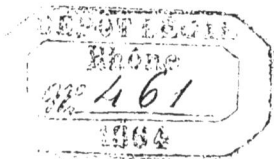

LYON,

IMPRIMERIE D'AIMÉ VINGTRINIER,

Rue Belle-Cordière, 14.

—

1864

OBSERVATIONS

POUR SERVIR A L'HISTOIRE

DES

PARALYSIES DES NERFS VASO-MOTEURS

DE LA TÊTE

La découverte des nerfs vaso-moteurs a jeté une vive lumière sur le mécanisme de l'inflammation et des congestions, phénomènes en général d'une durée passagère ; elle nous paraît devoir éclairer aussi certains phénomènes pathologiques d'une durée plus considérable, et jusqu'à présent d'une explication difficile.

Ce sont quelques exemples de ces derniers faits que nous nous proposons d'examiner dans cette note, et que nous chercherons à élucider au moyen des récentes conquêtes de la physiologie sur les fonctions des nerfs moteurs des vaisseaux.

Obs. I. — *Troubles vasculaires permanents dans le côté gauche de la face sans troubles oculo-pupillaires.*

A. Passinge, blanchisseuse à Lyon, âgée de 73 ans, d'une constitution moyenne, entre le 3 octobre 1861, à l'Hôtel-Dieu, dans le service de M. le docteur Colrat, troisième salle des Femmes fiévreuses, n° 120.

Elle raconte que, depuis deux ans, à la suite d'une chute qu'elle fit sur l'hypochondre gauche, elle éprouve de la dyspnée et des battements de cœur, accidents qui s'exaspèrent tous les hivers.

Au moment de son admission, elle a de la toux avec expectoration blanchâtre et mousseuse, une dyspnée assez forte et des battements cardiaques précipités et énergiques, l'auscultation permet de constater dans les poumons des râles muqueux à moyennes bulles, et une diminution très-notable du murmure vésiculaire, sans exagération de la sonorité thoracique.

Les battements du cœur ne sont accompagnés d'aucun bruit anormal ; la matité précordiale n'est pas plus étendue qu'à l'état physiologique, eu égard à l'âge avancé de la malade.

Aux mois de novembre et décembre 1861, et de janvier et février 1862, surviennent quelques hémoptysies ; les accidents thoraciques sont à peu près les mêmes.

En avril 1862, apparaît un nouveau symptôme, c'est une pluie de sang qui se fait par la conjonctive palpébrale de l'œil gauche, sans excoriation ni altération aucune de cette membrane. Cette hémorrhagie arrive spontanément tous les matins, elle dure environ deux ou trois heures et est précédée par une douleur névralgique très-intense qui se fait sentir près de l'orbite au niveau de la tempe gauche pendant environ une demi-heure.

A la fin de juillet 1862, époque à laquelle je suis appelé à remplacer M. le docteur Colrat, dans la direction du service, je trouve la malade dans l'état suivant :

Dyspnée très-intense, la patiente ne peut rester longtemps couchée ; elle est obligée de se tenir habituellement assise sur son lit ; pas de toux, pas de crachats ; murmure vésiculaire affaibli dans les deux poumons ; pas de matité thoracique.

Battements du cœur très-tumultueux, irréguliers, assez forts, mais sans bruit anormal. Battements à l'épigastre et dans les vaisseaux du cou, sans goître ni exophthalmie.

La transsudation sanguine de la conjonctive gauche, après avoir cessé pendant quelques semaines, s'est montrée de nouveau et se

produit maintenant tous les matins de quatre à huit heures, elle est
précédée des mêmes douleurs névralgiques temporales et susorbi-
taires gauches que dans le commencement ; la quantité de sang
perdue chaque fois est de une à deux cuillerées à soupe ; la conjonctive palpébrale est un peu congestionnée au moment de l'hémorrhagie, mais elle ne présente ni fissure ni excoriation.

Notre attention est alors frappée par une espèce de défaut de symétrie qui existe entre le côté gauche et le côté droit de la face ;
toute la moitié gauche du visage présente une rougeur que l'on ne
remarque pas sur la moitié droite. Cette rougeur est permanente ;
elle s'efface sous la pression du doigt pour reparaître aussitôt après,
et est exactement limitée par la ligne médiane ; elle occupe la moitié
gauche du front, du nez et du menton, la joue gauche et un peu
l'oreille du même côté ; elle est plus prononcée sur la pommette
gauche où l'on constate de nombreuses étoiles vasculaires qui n'exis-
tent pas sur la pommette du côté opposé.

Outre la rougeur, on peut observer sur le côté gauche de la face
une sorte de transpiration permanente qui ne se voit pas à droite ;
la peau y est toujours humide et recouverte à l'état normal d'une
foule de petites gouttelettes de sueur très-visibles à une faible loupe,
et qui deviennent très-évidentes à l'œil nu sous l'influence de la légère émotion que procure à la malade l'examen dont elle est l'objet.

La température est plus élevée sur la joue gauche que sur la joue
droite ; la malade a parfaitement conscience de cet excès de chaleur,
et la main de l'observateur peut l'apprécier assez bien.

La sensibilité est aussi plus prononcée sur le côté gauche du visage
que sur le côté droit, mais cette différence paraît tenir plutôt à une
anesthésie à droite qu'à une hyperesthésie à gauche, ainsi qu'on
peut s'en assurer en explorant la sensibilité des membres et du
tronc comparativement avec celle des deux joues.

La pupille gauche est mobile, régulière et un peu plus dilatée que
la droite. La vision est également bonne des deux yeux.

Le globe de l'œil est tout aussi saillant à gauche qu'à droite ;

l'ouverture palpébrale n'y est pas diminuée ; enfin la cornée n'est pas de ce côté plus aplatie que de l'autre.

Le défaut de symétrie que nous signalons ne se voit qu'à la face ; les deux moitiés latérales du cou sont parfaitement semblables ; on ne constate du reste aucune altération de nutrition dans les parties congestionnées du visage, un examen attentif permet seulement d'y reconnaître une légère turgescence anormale.

La pression exercée le long du cou sur le trajet du grand sympathique ne réveille aucune douleur ; on ne trouve en ces points aucune tumeur et rien qui puisse déceler une lésion de ce nerf.

La malade n'éprouve aucun accident du côté de la moelle épinière, la motilité et la sensibilité sont intactes dans le tronc et dans les membres , la percussion le long du rachis ne révèle aucune douleur, aussi bien au niveau du centre cilio-spinal, vers les dernières vertèbres cervicales et les premières dorsales, que dans le reste de l'étendue de la colonne vertébrale.

Interrogée sur le début, la cause présumée et la marche des phénomènes que nous venons d'exposer, la malade nous raconte qu'à l'âge de vingt-trois ans, sans cause appréciable, et à la suite d'un léger étourdissement, elle perdit subitement la vue des deux yeux, sans perte de connaissance, sans chute ni paralysie des membres.

Cette cécité dura deux mois et disparut peu à peu sous l'influence de saignées et de purgatifs divers ; mais depuis cette époque la patiente eut de fréquentes bouffées de chaleur qui lui montèrent à la face avec de violentes palpitations et des douleurs habituelles très-vives qui retentirent toujours dans le côté gauche de la tête ; en même temps elle s'aperçut que le côté gauche de la face était plus chaud, plus humide et plus coloré que le côté droit, sous l'influence de la moindre émotion. Ces phénomènes du côté gauche du visage s'exaspéraient de manière à devenir très-incommodes. Ils persistent encore aujourd'hui à peu près avec la même intensité qu'au début.

Au mois de décembre 1862, l'état de la malade est le même, les hémorrhagies palpébrales cessent pendant quelques semaines pour se montrer de nouveau pendant quelques jours. — Les autres accidents n'ont pas subi de modifications.

En résumé, l'observation précédente est caractérisée par deux ordres de symptômes : 1° des accidents thoraciques ; 2° des modifications de calorification, de sensibilité, de vascularité et de sécrétion dans la moitié gauche de la face. Ces deux ordres de symptômes sont d'âge différent et probablement indépendants l'un de l'autre.

Les phénomènes thoraciques (dyspnée avec notable diminution du murmure vésiculaire, palpitations sans bruits stéthoscopiques anormaux) nous semblent reconnaître en grande partie un défaut d'innervation du pneumogastrique ; ces troubles fonctionnels sont en effet ceux que l'on observe après la section du nerf vague, et ils étaient trop intenses pour qu'on puisse les attribuer uniquement à une lésion du poumon et du cœur qui, si elle existait, devait être assez minime, puisqu'elle avait pu échapper à l'auscultation et à la percussion.

Quant aux phénomènes que nous avons signalés du côté gauche de la face, on aura déjà été frappé de la grande ressemblance qu'ils présentent avec ceux que l'on obtient par la section du grand sympathique à la partie moyenne du cou : ce sont les mêmes troubles du côté de la vascularisation, exagération de l'afflux sanguin et, consécutivement, exagération de la chaleur, de la sensibilité et de la perspiration cutanée de la partie ; les phénomènes oculo-pupillaires seuls font défaut, nous n'avons rencontré chez notre malade ni ce rétrécissement de la pupille, ni cette rétraction du globe oculaire au fond de l'orbite, ni

cet aplatissement de la cornée avec diminution consécutive
du globe de l'œil que l'on produit en sectionnant le sympathique vers le milieu du cou ; notre observation prouve
donc qu'il existe une véritable indépendance entre les
phénomènes de vascularisation et les phénomènes oculo-
pupillaires. Cette indépendance avait déjà été démontrée
par M. C. Bernard sur les animaux au moyen de l'expéri-
mentation physiologique (1) ; le fait que nous venons de
rapporter démontre qu'elle existe aussi chez l'homme.

Cherchons actuellement à déterminer la nature de la
lésion qui a occasionné les troubles vasculaires de notre
malade, et à localiser cette lésion sur un point du grand
sympathique.

Nous croyons à une lésion très-appréciable du grand
sympathique, parce que les phénomènes que notre sujet
a présentés du côté de la vascularité ont offert dans leur
marche une permanence et une continuité qui contrastent
singulièrement avec cette intermittence capricieuse qui est
le propre des névroses et des accidents purement nerveux ;
nous pensons cependant que la lésion anatomique à laquelle nous faisons allusion, quoique permanente, n'était
que légère et n'intéressait pas la totalité des fibres nerveuses, parce que les troubles vasculaires de la femme A.
Passinge, tout en étant d'une durée continue, étaient ca-
pables néanmoins de s'exaspérer très-notablement sous
l'influence d'une émotion morale, exaspération qui devien-
drait inexplicable si l'on admettait la destruction du filet

---

(1) C. Bernard, *Recherches expérimentales sur les nerfs vasculaires et calorifiques du grand sympathique* in *Journal de physiologie*, 1862, p. 383.

sympathique dans la totalité de ses fibres nerveuses.

Sur quelle partie du grand sympathique localiser l'altération anatomique que nous cherchons à déterminer ?

Évidemment cette altération ne peut siéger sur le grand sympathique cervical , car alors, outre les troubles du côté de la vascularité et de la caloricité, elle aurait déterminé des phénomènes du côté de l'iris et du globe de l'œil, et l'on sait que ces phénomènes ont complètement manqué dans notre observation. Les récentes découvertes de M. Cl. Bernard vont jeter sur ce point une grande lumière. Le savant professeur du Collége de France a démontré que l'on pouvait sur des chiens déterminer à volonté ou des troubles vasculaires dans la face ou des troubles oculopupillaires, suivant les points du grand sympathique qu'on lésait. Il a fait voir que l'on provoquait les phénomènes oculaires sans troubles vasculaires en divisant dans le canal vertébral les deux premières paires dorsales, et que l'on occasionnait les phénomènes vasculaires sans troubles oculaires quand on parvenait à léser le filet ascendant du grand sympathique thoracique sur le côté de la colonne vertébrale entre la deuxième et la troisième côte.

Ces données nous permettent de localiser chez notre malade la lésion du grand sympathique sur le filet thoracique de ce nerf qui longe la colonne vertébrale entre la deuxième et la troisième côte. L'autopsie, qui n'a pu être faite , ne nous a pas permis de vérifier l'exactitude de notre diagnostic ; mais nous ferons observer que les accidents que la patiente a présentés du côté de la poitrine sont loin d'être défavorables à cette idée d'une altération du grand sympathique dans un point de son trajet intra-thoracique. Le voisinage , par exemple , d'un ganglion lymphatique engorgé serait suffisant pour déterminer par compression l'atrophie d'une partie des fibres nerveuses dans la portion déjà indiquée du grand sympathique, atrophie partielle qui expliquerait amplement les différents symptômes que notre malade a offerts du côté de la face.

Obs. II. (Communiquée par M. le docteur Diday). — *Troubles vasculaires permanents dans le côté gauche de la face, sans troubles oculo-pupillaires.*

M. X..., âgé de 27 ans, a eu, il y a dix ans, une double iritis forte surtout à droite où elle a laissé une mydriase avec immobilité de la pupille et une blépharoptose.

Depuis deux ans, le malade s'est aperçu, sans aucun malaise antérieur, que la moitié gauche de son front, de son nez et de son menton, ainsi que sa joue gauche, étaient continuellement en transpiration et d'une température notablement plus élevée que celle du côté droit de la face. C'est l'état dans lequel je l'ai trouvé trois fois en 1861 et en 1862. Voici en effet ce que j'observai alors :

Tout le côté gauche du visage est humide et légèrement coloré, et contraste d'une manière frappante avec le côté droit qui est plus pâle et ne transpire pas du tout.

La chaleur est plus forte dans le côté gauche ; M. X... en a parfaitement conscience, et je perçois facilement cette différence avec la main.

La sensibilité est aussi augmentée à gauche ; ainsi lorsqu'on applique successivement une cuiller d'argent à droite et à gauche, le malade sent davantage le froid du métal sur ce dernier côté quoique la cuiller y ait été appliquée en second lieu.

La pupille gauche est mobile et normalement arrondie, ce qui la fait paraître plus resserrée que la droite qui est immobile et atteinte de mydriase depuis dix ans, à la suite de l'ophthalmie dont nous avons parlé. La vue est très-bonne à gauche, mais presque nulle à droite.

On ne trouve à gauche ni aplatissement de la cornée, ni rétraction du globe de l'œil au fond de l'orbite, ni rétrécissement de l'ouverture palpébrale.

M. X... raconte que ces différents accidents lui sont survenus à la suite d'une violente émotion morale causée par la nouvelle imprévue de la mort de son frère. Depuis un an, il a tous les soirs, avant de s'endormir, une violente secousse comme un coup de piston qui lui enverrait du sang dans la tête ; quelquefois, lorsqu'il est debout, il lui semble que la terre se dérobe sous ses pieds, sensation qu'il compare à celle qu'on éprouve quand on se promène sur le pont d'un navire agité par la mer.

L'observation précédente, que nous devons à l'obligeance de M. le docteur Diday, présente les plus grandes analogies avec celle que nous avons rapportée plus haut ; elle nous montre des troubles permanents de vascularisation, de calorification, de sensibilité et de sécrétion, dans le côté gauche du visage sans ces phénomènes oculo-pupillaires que l'on détermine conjointement avec les troubles vasculaires en sectionnant le grand sympathique à la partie moyenne du cou ; elle prouve qu'il peut exister des paralysies permanentes des nerfs vaso-moteurs comme il existe des paralysies permanentes des nerfs sensitifs et des nerfs moteurs ; elle prouve encore que dans le grand sympathique il y a une indépendance incontestable entre les fibres qui président aux phénomènes vasculaires de la face et celles qui président aux phénomènes oculo-pupillaires.

Cette indépendance nous paraît du reste démontrée par des faits qui sont d'une observation journalière. Lorsque, à la suite d'une émotion morale ou d'un exercice violent au soleil, on voit la face rougir, se couvrir de sueur, être le siége d'une chaleur plus grande qu'à l'état normal, enfin présenter à un haut degré tous les phénomènes qui attestent une paralysie momentanée des nerfs vaso-moteurs, on peut se convaincre que tous ces phénomènes se produisent sans changement dans l'ouverture des pupilles ou des paupières et sans rétraction des globes oculaires ni aplatissement des cornées, en un mot sans troubles oculo-pupillaires.

Il nous a été donné d'observer quelques personnes dont l'innervation dans les nerfs vaso-moteurs de la face n'était pas égale des deux côtés : ainsi nous avons vu une demoiselle qui, sous l'influence d'une émotion morale, rougissait davantage à gauche qu'à droite, et un jeune homme qui, lorsqu'il avait la face en sueur, transpirait toujours davantage du côté droit que du côté gauche. Or, dans ces deux cas, nous avons toujours constaté ces phénomènes inégaux du côté de la circulation se produire sans changement dans l'état des pupilles, des paupières et des globes oculaires. Enfin il existe une maladie, le goître exophthalmique qui est caractérisée à la fois par des symptômes de paralysie des nerfs vaso-moteurs du cou et de la face, et par des phénomènes d'excitation des nerfs oculo-pupillaires. Quelle preuve plus saisissante de l'indépendance de ces deux ordres de nerfs ?

En résumé, nous croyons pouvoir conclure des observations précédentes que :

1° Il existe dans le grand sympathique cervical deux ordres de nerfs : des nerfs vaso-moteurs et des nerfs qui président aux phénomènes dits oculo-pupillaires.

Ces deux ordres de nerfs sont indépendants chez l'homme comme chez les animaux.

2º Il peut exister des paralysies permanentes des nerfs vaso-moteurs de la face comme il existe des paralysies permanentes des nerfs de sensibilité et des nerfs proprement dits de mouvement.

3º Ces paralysies permanentes doivent reconnaître des lésions, permanentes aussi, des filets vaso-moteurs du grand sympathique. Il est très-probable que ces lésions siégent dans des points du grand sympathique où elles peuvent altérer facilement les fibres vaso-motrices sans intéresser les fibres oculo-pupillaires.

S'il était permis de se prononcer par analogie du chien à l'homme, on devrait localiser ces lésions sur le filet du grand sympathique qui longe la colonne vertébrale entre la deuxième et la troisième côte. Cette question ne peut actuellement être résolue que par des autopsies bien faites.

4º La paralysie des nerfs vaso-moteurs de la face peut durer des années sans que soit altérée la nutrition des parties dont la circulation est troublée d'une manière permanente.

Ce fait est d'accord avec ce que l'on connaissait de la physiologie du grand sympathique cervical.

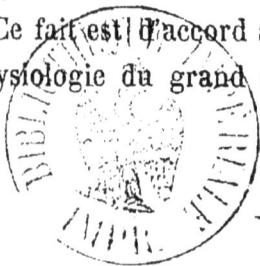

www.ingramcontent.com/pod-product-compliance
Lightning Source LLC
Chambersburg PA
CBHW050423210326
41520CB00020B/6725